普通高等教育配套教材
（供口腔医学专业使用）

口腔正畸学实验教程

KOUQIANG ZHENGJIXUE SHIYAN JIAOCHENG

蔡　斌　曹　阳 ◎ 主编

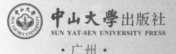

中山大学出版社
SUN YAT-SEN UNIVERSITY PRESS
·广州·

版权所有　翻印必究

图书在版编目（CIP）数据

口腔正畸学实验教程/蔡斌，曹阳主编．—广州：中山大学出版社，2016.10

ISBN 978 - 7 - 306 - 05834 - 8

Ⅰ.①口… Ⅱ.①蔡…②曹… Ⅲ.①口腔正畸学—医学院校—教材 Ⅳ.①R783.5

中国版本图书馆 CIP 数据核字（2016）第 221677 号

出 版 人：	徐　劲
策划编辑：	曾育林
责任编辑：	曾育林
封面设计：	曾　斌
责任校对：	马霄行
责任技编：	黄少伟
出版发行：	中山大学出版社
电　　话：	编辑部 020 - 84113349，84111996，84111997，84110771 发行部 020 - 84111998，84111981，84111160
地　　址：	广州市新港西路 135 号
邮　　编：	510275　　传　真：020 - 84036565
网　　址：	http://www.zsup.com.cn　E-mail:zdcbs@mail.sysu.edu.cn
印 刷 者：	佛山市浩文彩色印刷有限公司
规　　格：	880mm×1230mm　1/32　2.625 印张　100 千字
版次印次：	2016 年 10 月第 1 版　2016 年 10 月第 1 次印刷
定　　价：	38.00 元

如发现本书因印装质量影响阅读，请与出版社发行部联系调换

编委会

主　编：蔡　斌　曹　阳
顾　问：何旭顺
编　委（以姓氏笔画为序）：
　　于潇楠　王　羽　冯志才　艾婷婷
　　刘婷婷　张　弘　陈奕嘉　项露赛

中山大学光华口腔医学院口腔正畸学教研室

口腔正畸学课程实验教学大纲

课程名称(中文):口腔正畸学实验
课程名称(英文):Experiments of Orthodontics
课程性质:非独立设课
课程属性:专业课
教材及实验指导书名称:《口腔正畸学实验教程》(自编)
开课单位:光华口腔医学院口腔正畸教研室
适用专业:口腔医学 5 年制本科生,或 7 年、8 年制长学制
　　　　　学生及进修生
先修课程:口腔正畸学

一、课程简介及基本要求

口腔正畸学是口腔医学的一个分支学科,它的学科内容是研究错𬌗畸形的病因机制、诊断分析及其预防和治疗。错𬌗畸形是指儿童在生长发育过程中,由先天的遗传因素或后天的环境因素导致的牙齿、颌骨、颅面的畸形。错𬌗畸形能造成口颌系统的形态和功能异常,也能对全身健康造成影响。错𬌗畸形的矫治目

标为平衡、稳定和美观。口腔正畸学与生长发育、生物力学、骨的生物学和材料学等基础学科有着重要的联系，它要求学生掌握了解口腔正畸学的理论研究及临床操作的一些基本步骤和技能。

《口腔正畸学实验教程》是根据口腔正畸学临床特点，培养学生应用技工手段来了解掌握现代口腔正畸临床基本方法和操作技能的教程。它在提高学生对口腔正畸学的理解方面起着重要的作用，在整个教学过程中占有非常重要的地位，是口腔正畸学的必配基础课程。通过对本课程的学习，学生接受严格的训练，在培养学生掌握规范的口腔正畸学基本技能和理论知识的同时，激发学生的创新意识与创新能力。本课程在内容安排上采用大量经典性的实验内容、少量讨论课程，希望培养学生的动手能力，提升学生的临床素质。

二、课程实验目的与要求

口腔正畸学实验是口腔正畸学课程的一个重要组成部分。它的教学目的是培养学生具有掌握口腔正畸学临床操作的一些基本步骤和技能的动手能力。通过实验室的培养，使学生对口腔正畸学临床操作有一定的掌握和了解，以帮助学生更深刻地理解口腔正畸学的理论知识。

三、适用专业

口腔医学专业。

四、主要仪器设备

消毒检查盘、漱口杯、消毒纱布、各型托盘、酒精灯、印模材料、石膏、橡皮碗、调拌刀、小刀、蜡片、长鼻钳、日月钳、切断钳、大蜡刀、酒精灯、蜡刀架、红铅笔、小蜡刀、雕刀、火柴、玻璃板、工作模、0.8 mm 硬不锈钢丝、分规、三角板、黄铜丝、X线头颅侧位片、描图纸、3H铅笔、橡皮擦、量角器、观片灯、回形针、海藻酸钠分离剂、毛笔、自凝塑胶牙托粉、牙托水等。

五、实验方式与基本要求

（1）本实验课是口腔正畸学课程的一个重要组成部分，指导教师需向学生讲清实验的性质、任务、要求、实验安排和进度、考核内容、实验守则及实验室安全制度等。

（2）正畸实验以实践操作为主，均为教师动手演示讲解，使学生能正确掌握基本的临床技能，独立完成实验任务。

（3）学生在进行实验过程中及完成实验任务后，教师要步步把关，力求让学生透彻理解每一次实验内容。

（4）指导教师要认真上好实验课，实验前清点学生人数，实验中按要求做好学生实验情况及结果记录。

六、说明

（1）口腔正畸学实验是一门对动手能力有极高要求的课程。要获得正确结果必须进行严格的规范训练和培养良好的工作作风，因此对课程中的技能技术性内容，除单独进行必要的规范训练外，还要通过多次反复强调练习，达到牢固掌握临床所需基本技能的目的。

（2）本课程共提供8个实验内容。

（3）在课程的教学过程中，将不断深化和扩展教学内容。结合学科的发展趋势对实验课程内容进行更新，从而使课程的发展紧跟学科的发展，使学生及时接触学科前沿。

目 录

实验一　记存模型的制取　/1

实验二　错𬌗畸形的检查、诊断与分析　/9

实验三　X线头影测量片的描测　/17

实验四　活动矫治器固位体的制作　/25

实验五　活动矫治器各类弹簧及双曲唇弓的弯制　/32

实验六　自凝塑胶糊塑完成活动矫治器　/37

实验七　固定矫治器各类弓丝的弯制　/44

实验八　正畸托槽的粘接　/67

实验一　记存模型的制取

一、目的

通过示教及操作，对正畸记存模型制取的过程、方法及特殊要求有初步的认识。

二、内容

（1）示教取印模及灌注模型。
（2）学生互相取模及灌注模型。
（3）学生修整模型。

三、要求

（1）了解托盘的选择及正畸模型的制取过程。
（2）掌握取印模的方法。

四、实验器材

消毒检查盘一套、漱口杯、消毒纱布、各型托盘、酒精灯、印模材料、石膏、橡皮碗、调拌刀、小刀、蜡片、长鼻钳、火柴、大蜡刀、蜡刀架、玻璃板。

五、方法与步骤

（一）制取模型

1. 检查准备

调整手术椅，使患者咬合平面与地面平行，高度应使口唇与医生手臂高低一致。检查患者口裂大小及口内情况，检查牙弓形态与大小。

2. 选择托盘

按照患者牙弓大小与形态（图1-1-A），选择上下有孔平底托盘，托盘与牙弓内外侧间应有3～4 mm间隙（图1-1-B、C），可用蜡片加高或加长，如托盘稍微有不合适时，可用长鼻钳略加调整，并在患者口中试放。取模前要解除患者的紧张心理，尤其是儿童，还应教会患者在取下颌时抬高舌尖。

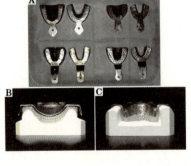

图1-1 选择托盘

A. 不同尺寸的托盘，左上为1号托盘，左下为2号托盘，右下为3号托盘，右上为4号托盘；B. 上颌托盘的内侧缘与牙弓内外侧间距3～4 mm；C. 下颌托盘的内侧缘与牙弓内外侧间距3～4 mm

实验一 记存模型的制取

3. 制取印模

取适量印模材料置于橡皮碗内再加适量水（印模材料与水比例约为1∶1），调拌均匀后放在托盘内（图1-2-A、B、C），取上颌印模时，医生站在患者右后侧，可右手持盛好印模材料的托盘，左手持口镜（或用手）牵拉患者一侧口角，用旋转方式将托盘放入口内（图1-2-D），取出口镜，使托盘柄正对面部中线，轻微向上后加压，使托盘就位，并注意使印模材料充达黏膜转折处，然后用双手食指（或右手食指与中指）支持在左右双尖牙区，以保持托盘稳定不动（图1-2-E、F）。如有恶心，应使其头微前伸、低头、使印模材料不至流向咽方。待印模材料完全凝固后，将托盘从口中取出，取出前，嘱患者呵气，消除印模与腭部的负压，便于取下，然后冲洗，吹干水分，检查印模是否清晰，伸展是否足够。用同样方法制取下颌模型，医生站在患者右前方，令患者舌尖稍向后上卷起，下颌托盘完全就位后，方可加压。同时，嘱患者舌尖稍向前伸并轻微左右活动。双手食指（或右手食指与中指）保持在下颌两侧双尖牙区使托盘稳定不动，待印模材料凝固后取出。

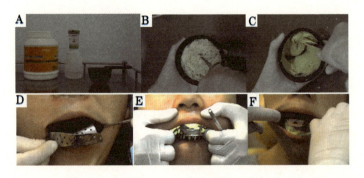

图1-2 制取印模

A. 取模所需材料及器械：藻酸盐印模粉、量杯、调拌刀、调拌碗（自左至右）；B. 按照1∶1的水粉比调拌均匀；C. 调拌刀紧贴碗壁排除气泡；D. 试托盘：左手持口镜牵拉患者一侧口角，托盘旋转就位；E. 托盘就位后，以食指支持于左右双尖牙区，固定托盘；F. 肌功能整塑

（二）灌注模型

检查印模必须清晰、光滑、完整，不与托盘分离，唾液应冲洗干净，并吹干印模上牙齿印迹区的水分（图1-3）。

在盛有适量水的橡皮碗中，慢慢加入石膏，石膏与水的比例约为2∶1（100 g石膏加水50～60mL），用调拌刀搅拌均匀，振动几次，排出空气，同时左手持托盘柄，在橡皮碗边缘轻轻敲击进行抖动，边抖动

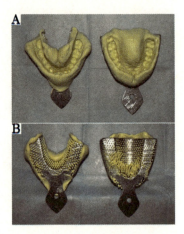

图1-3 上下颌印模阴模

A. 正面观，边缘清晰、光滑、完整；B. 背面观，印模材料不与托盘分离，钉突完整

实验一 记存模型的制取

边灌石膏,使其由一处而流至全部,不要将石膏直接倾注到模型低凹部分,以免空气不能逸出而形成空气泡(孤立牙可用细火柴棍插入加强),石膏盛满印模后,再将多余石膏堆积在玻璃板上,将印模翻转置于堆积的石膏上,使托盘底与玻璃板平行,不加压以免印模受压后变形。同时用调拌刀由下向上将四周石膏修平。下颌模型的基座石膏宽度及厚度应一次加够,一般前界应越过切牙前缘 5 mm 以上,后界也应在最后一个磨牙后缘 5 mm 以上,腭顶或口底最薄处厚度不应少于 10 mm,静置模型约半小时。见图 1-4。

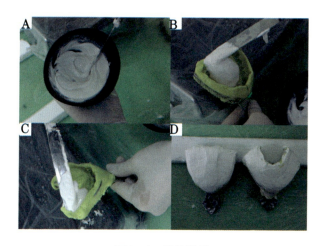

图 1-4 灌注模型
A. 以 2∶1 的粉水比调拌石膏材料;B、C. 左手持托盘柄,边抖动边从一侧灌注石膏,使其从一处留至全部;D. 石膏模型灌注完成,静置半小时

待石膏发热凝固后,修整托盘周缘覆盖的石膏。用小刀轻

轻撬动托盘边缘，使印模与模型分离，然后一手拿住模型底座，一手握托盘柄，顺牙长轴方向，分开模型，如需再灌第二付模型时，应注意分离模型时不要损伤印模。对一些由于牙轴倾斜不一致，倒凹太大，估计分离模型时易折断牙冠者，可先取出托盘，再用小刀分段去除印模材料，以保证模型完整。

（三）模型修整

1. 工作模型的修整

脱模后，可及时用工作刀修去咬合障碍及遮挡基骨的多余石膏，下颌模型舌侧应修平，并用模型修整机（图1-5）与小刀

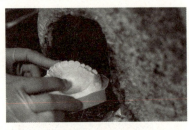

图1-5 用模型修整机修整工作模型

简单磨去多余部分，使模型整洁、解剖形态清楚以便制作矫治器。

2. 记存模型的修整

修整要求甚严，为便于观察、保存，对其解剖结构及美观性的要求较高，多用模型修整机按以下顺序进行修整。修整一般应在模型干燥后进行（图1-6）。

（1）核对模型。核对患者的咬合关系，制取蜡咬合记录，在左右上颌第一磨牙近中颊尖垂直划线至下颌牙以确定咬合关系。

（2）修整上颌模型。可用双脚规量取上颌模型尖牙至尖牙基骨（黏膜转折处）之距离，再增加 1/3～1/2 作为上颌模型咬合平面至底座的总高度，并注意修磨后应使上颌模型基底面与咬合平面平行。

（3）修整上颌模型底座后壁，使其与模型底面及牙弓中

线垂直,注意保留上颌结节。

(4) 修整上颌模型侧壁,使其与双尖牙及磨牙颊尖平行。

(5) 修整上颌模型前壁,使其呈尖形,其尖应对准上颌模型的中线。

(6) 将上颌模型的后壁与两侧壁所形成的夹角磨去,使之形成后侧壁,并与原夹角的平分线垂直。

(7) 将上下颌模型按已核对好的咬合关系对合起来,使下颌模型的底面与上颌模型的底面平行。上下模型对合后的总高度约等于上颌模型高度的两倍。

(8) 以上颌模型为基准,修磨下颌模型的后壁、侧壁及后侧壁,使之与上颌模型一致。

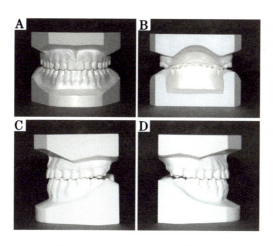

图 1-6 修整完成后的工作模型

A. 前面观;B. 后面观;C. 左侧面观;D. 右侧面观

3. 模型记录

由于模型在修整过程中殆关系记录可能不够清晰，应用彩色笔再画记上下第一恒磨牙的咬合关系线，然后在上下模型后壁上标写姓名、性别、年龄及取模的年、月、日和编号。

（编写：项露赛　审校：蔡斌　曹阳）

实验二　错𬌗畸形的检查、诊断与分析

一、目的

通过教师示教、学生相互检查及模型分析,对口腔正畸学的一般检查方法及特殊检查方法有初步了解,熟悉并掌握 Angle 分类。

二、内容

(1) 正畸临床的一般检查方法与步骤。
(2) 病史询问与病历书写。
(3) 了解 X 线摄片装置及方法。
(4) 了解颜面及口腔摄像技术。
(5) 观看病因模型及牙颌畸形分类标本。
(6) 教师示教模型检查及分析。
(7) 学生练习模型检查及分析。

三、实验器材

消毒检查盘一套、漱口杯、小钢尺、钢笔、检查记录单、消毒纱布、工作模型一套、分规、三角板、黄铜丝（图2-1）。

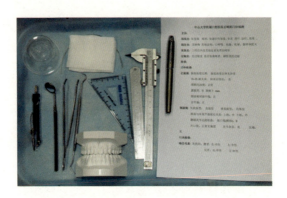

图2-1 正畸临床检查、模型分析常用工具

四、方法与步骤

（一）正畸检查与诊断

1. 主诉及病史询问

基本信息：姓名、年龄、性别、民族、职业。

主诉：患者就诊的主要目的。

家族史：遗传、先天疾病史。

过去史：全身及局部病史、内科病、传染病史；外伤，鼻咽部疾病。

牙齿萌出与替换情况：有无早失、滞留、早萌、迟萌、阻生等情况；哺乳方法。

现病史：目前有无进行性疾病及口腔不良习惯。

2. 全身情况

精神状态：有无痴呆、多动等。

生长发育：身高、体重、发育营养。

鼻咽部疾病：是否通畅，有无口呼吸，鼻中隔有无偏曲，扁桃体大小等。

吞咽情况：是否正常，注意有无伸舌吞咽习惯。

不良习惯：从交谈中仔细观察并询问家长。

3. 颌面部检查

（1）面部：左右对称情况、面肌发育情况；面高比例是否协调；侧面轮廓；唇形，颏部发育情况；颞下颌关节有无异常（图2-2）。

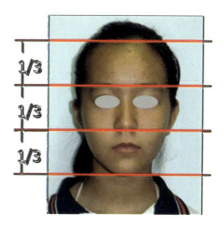

图2-2 面部检查

（2）颌部：上下颌骨形态、大小、位置、下颌角大小、下颌运动、颏部位置、牙槽、基骨及腭盖情况。

（3）牙部：牙数、牙位、牙形、牙量有无异常，乳恒牙替换情况，牙列式，咬合关系（第一磨牙关系、尖牙关系、覆𬌗、覆盖、上下牙中线等)、龋齿与牙周情况。

(4) 口腔附件：唇舌系带、舌体大小、扁桃体、软组织。

(5) 口腔卫生情况。

4．X线摄片检查

(1) 了解X线头颅侧位片的位置和摄片方法。

(2) 了解全颌曲面断层片的装置和方法。

(3) 了解手腕骨片的摄片方法。

5．照相

(1) 颜面的三位照片：正位、侧45°位、侧位。

(2) 口内照片（正中、左侧、右侧、上牙弓、下牙弓）。

(二) 学生分组观看病因标本及牙颌畸形分类标本（图2-3、图2-4、图2-5）

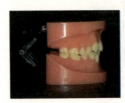
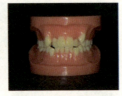
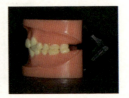

图2-3　Angle Ⅰ类错颌

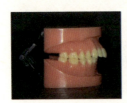
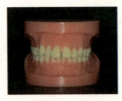
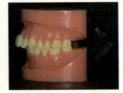

图2-4　Angle Ⅱ类错颌

实验二 错𬌗畸形的检查、诊断与分析

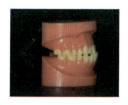
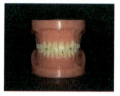
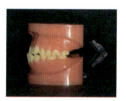

图 2-5　Angle Ⅲ 类错𬌗

（三）模型分析

1. 模型检查

（1）牙齿错位情况。

（2）牙齿形状。

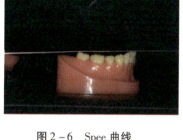

（3）牙齿关系，前牙覆𬌗、覆盖，后牙关系。

（4）上下牙齿协调性。

（5）上下牙列中线。

图 2-6　Spee 曲线

（6）Spee 曲线（图 2-6）。

2. 模型测量

（1）牙冠宽度测量（图 2-7）。

（2）牙弓弧形长度测量（图 2-8）。

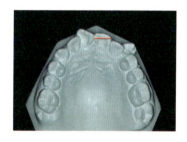
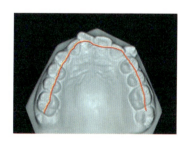

图 2-7　牙冠宽度测量　　　图 2-8　牙弓弧形长度测量

(3)牙弓宽度测量(图2-9)。

3. 模型分析

(1)牙齿拥挤度:牙齿拥挤度=应有牙弓长度-现有牙弓长度。

(2)Bolton指数:①全牙比=下颌12个牙齿近远中径总和/上颌12个牙齿近远中径总和×100%;②前牙比=下颌6个前牙近远中径总和/上颌6个前牙近远中径总和×100%。

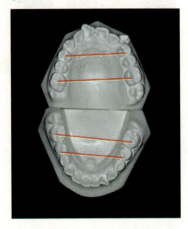

图2-9 牙弓宽度测量

附:中山大学附属口腔医院正畸科电子病历

主 诉:

现病史:

既往史:口腔颌面部既往病史(其他注明:口呼吸、吮指、吮颊、腺样体肥大)

家族史:三代以内及其他近亲有无类似畸形

过敏史:有无药物过敏史

检 查:

口外检查:

正面观:面部高度比例:

唇-齿-龈关系:

唇闭合情况:

实验二 错𬌗畸形的检查、诊断与分析

  颏唇沟深度：
  露龈笑：
  颏部相对面中线：
  𬌗平面：
侧面观：矢状面型： 垂直面型：
  唇部与审美平面前后关系：上唇： 下唇：
  颞颌关节功能检查：
  张口度（横指）： 开口型： 关节杂音： 压痛：
口内检查：
咬合关系：矢状向：磨牙：右： 左：
      尖牙：右： 左：
      前牙覆盖：
    横向：后牙：右： 左：
      前牙：牙弓中线：上： 下：
    垂直向：前牙覆𬌗：
      Spee 曲线：左： mm，右： mm
牙列：牙齿：
  牙列式：
  多生牙或异形牙：
  拥挤度： 上牙列： 下牙列：
  牙弓形态：
  龋齿： 残根： 阻生牙：
牙周组织及口腔卫生状况：
其他：一般检查发现的其他情况

辅助检查：
头颅侧位片：头颅侧位片
全景片：全景片

CBCT：CBCT

其他辅助检查：其他辅助检查结果

问题列表：

矢状向关系，垂直向关系，横向关系，颌面部情况，相关疾病，其他口腔疾病。

诊断：

安氏分类，骨性分类，面部生长型，相关疾病，其他疾病，其他。

矫治目标：
治疗方案：
矫治类型：
矫治器：
知情同意：已向患者介绍病情、治疗方案及其优劣、治疗费用、治疗时间、注意事项、并发症，患者知情同意。

医嘱：定期复诊，不适随诊，注意保持口腔卫生。

医生签名：　　盖章：
记录时间：　　年　月　日

（编写：张弘　审校：曹阳　蔡斌）

实验三　X 线头影测量片的描测

一、目的

了解 X 线头颅侧位片的描图方法，掌握常用标志点的定位及常用平面和测量项目的组成与意义。

二、内容

（1）示教 X 线头影测量分析法。
（2）学生练习描记一张 X 线头颅侧位片。

三、实验器材

X 线头颅侧位片、描图纸、3H 铅笔、橡皮擦、三角板、量角器、观片灯、回形针。

四、方法与步骤

（一）头颅侧位片的描图（图 3-1）

在暗视野环境中，于观片灯上用较硬质的铅笔（3H—

5H）在透明描图纸上绘制头颅侧位片。侧位片的描绘应包括软硬组织侧貌，上下颌轮廓，颅底轮廓，蝶鞍，眶下缘，翼上颌裂，鼻底，腭顶，上下颌第一恒磨牙，上下中切牙等。

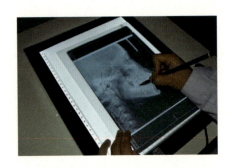

图 3-1　头颅侧位片的描图

（二）在头颅侧位片描图上定出常用的标志点（图 3-2）

（1）蝶鞍中心点（sella turcica, S）：蝶鞍影像的中心。

（2）鼻根点（nasion, N）：鼻额缝在正中矢状平面上的最前点。

（3）Bolton 点（bolton, Bo）：枕骨髁后切迹的最凹点。

（4）眶点（orbitale, Or）：眶下缘最下点。

（5）耳点（porion, Po）：耳塞影像的最上点。

（6）前鼻棘点（anterior nasal spine, ANS）：前鼻棘之尖端。

（7）后鼻棘点（posterior nasal spine, PNS）：骨性腭板的最后点。

（8）翼上颌裂点（pterygomaxillary fissure, Ptm）：翼上颌裂影像最下点。

(9) 上齿槽座点 (subspinale, A): 前鼻棘与上齿槽缘之间的骨最凹点。

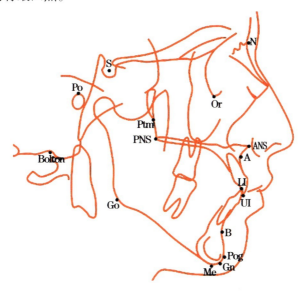

图 3-2 颅面结构常用解剖标志点

(10) 下齿槽座点 (supramentale, B): 颏前点与下齿槽缘之间的骨最凹点。

(11) 颏前点 (pogonion, Pog): 颏部最前点。

(12) 颏顶点 (gnathion, Gn): 颏前点与颏下点间圆弧的中点。

(13) 颏下点 (menton, Me): 颏部最下点。

(14) 下颌角点 (gonion, Go): 下颌角圆弧的中点 (下颌平面和下颌升支后缘切线交角的角分线与下颌角的交点)。

(15) 上中切牙点 (upper incisor, UI): 上中切牙切缘的

最前端。

(16)下中切牙点(lower incisor,LI):下中切牙切缘的最前端。

(三)确定常用的平面(图3-3至图3-5)

(1)眶耳平面(frankfort horizontal plane,FH):耳点与眶点的连线。

(2)前颅底平面(sella-nasion plane,SN):蝶鞍点与鼻根点的连线。

(3)Bolton平面(broadbent Bolton plane):Bolton点与鼻根点的连线。

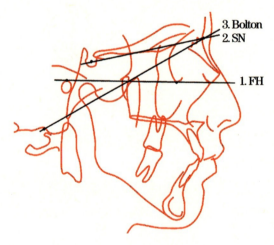

图3-3 基准平面
1. FH平面;2. SN平面;3. Bolton平面

4. 下颌平面（mandibular plane，MP）
（1）下颌角点与颏顶点间的连线。
（2）下颌下缘的切线。
（3）通过颏下点与下颌角下缘相切的线。
5. 腭平面（palatal plane）：由前鼻棘点与后鼻棘点的连线组成
6. 面平面（facial plane）：由鼻根点与颏前点的连线组成
7. Y轴（Y-axis）：由蝶鞍中心点与颏顶点的连线组成

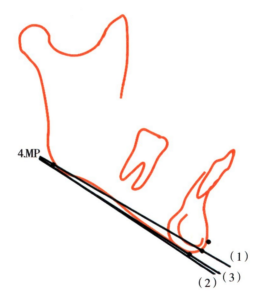

图 3-4 下颌平面的三种确定方法

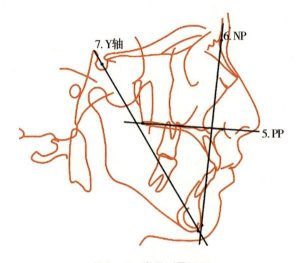

图 3-5 常用测量平面

5. 腭平面；6. 面平面；7. Y 轴

(四) 常用的测量项目 (图 3-6 至图 3-8)

(1) 上齿槽座角 (SNA)：前颅底平面与鼻根点和上齿槽座点连线所形成的后下交角。

(2) 下齿槽座角 (SNB)：前颅底平面与鼻根点和下齿槽座点连线所形成的后下交角。

(3) 上、下齿槽座角 (ANB)：SNA 和 SNB 角之差。

(4) 面角 (facial angle)：面平面与 FH 平面相交的后下交角。

(5) 下颌平面角 (MP-FH)：下颌平面与 FH 平角的交角。

实验三 X线头影测量片的描测

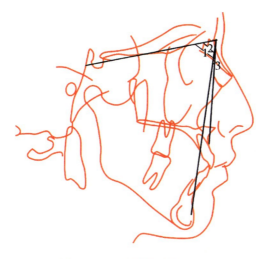

图 3-6 常用测量项目（一）
1. SNA 角；2. SNB 角；3. ANB 角

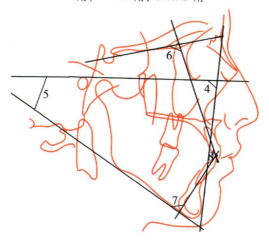

图 3-7 常用测量项目（二）
4. 面角；5. 下颌平面角；6. U1-SN 角；7. L1-MP 角；8. U1-L1 角

· 23 ·

(6) 上中切牙-前颅底平面角（U1-SN）：上中切牙长轴与前颅底平面的后下交角。

(7) 下中切牙-下颌平面角（L1-MP）：下中切牙长轴与下颌平面的后上交角。

(8) 上、下中切牙角（U1-L1）：上、下中切牙长轴的交角。

(9) 前上面高（N-ANS）：以 FH 为参照，N 点和 ANS 点两点间的垂直距离。

(10) 前下面高（ANS-Me）：以 FH 为参照，ANS 点和 Me 点两点间的垂直距离。

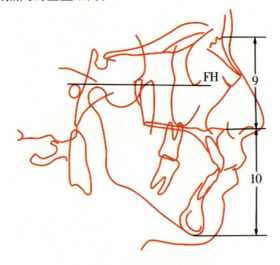

图 3-8　面部高度测量项目
9. 前上面高；10. 前下面高

（编写：艾婷婷　审校：蔡斌　曹阳）

实验四 活动矫治器固位体的制作

一、目的

（1）观看标本，了解活动矫治器的基本结构及各部分作用。

（2）练习弯制活动矫治器的固位体。

二、内容

（1）示教：制作活动矫治器固位体：邻间钩、改良环卡、改良箭头卡。

（2）练习：弯制固位体卡环。

三、实验器材

上颌工作模一个、0.8 mm 硬不锈钢丝、长鼻钳、日月钳、切断钳、大蜡刀、酒精灯、蜡刀架、红铅笔、小蜡刀、雕刀、火柴等。

四、方法与步骤

1. 涂分离剂

先在模型的组织面涂一层分离剂（图4-1）。

2. 邻间钩

常用于临床牙冠较长、触点良好的双尖牙，也可以用在磨牙上，使用0.7 mm或0.8 mm硬不锈钢丝弯制。

弯制前，用小刀修去基牙邻间隙龈乳头间石膏0.5 mm（图4-2）。用长鼻钳将钢丝一端弯成略小于90°的角，留0.5 mm做固位钩，多余部分用切断钳剪去（图4-3），用轮形石磨成三角形斜面，尖端磨圆钝，钩背磨光滑，将此固位钩置于已修整好的邻间隙触点下，用红蓝铅笔做记号，再用日月钳将钢丝沿邻牙颊外展隙、𬌗外展隙弯至舌侧形成连接体（图4-4）。

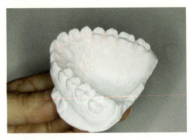

图4-1 模型涂布分离剂

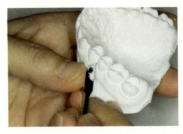 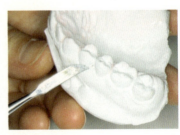

图4-2 隙卡的模型修整

实验四 活动矫治器固位体的制作

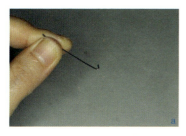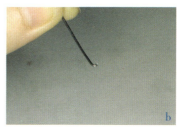

图 4-3 隙卡的弯制

a. 弯制略小于 90°的角；b. 间断多余的部分，留 0.5 mm 做固位钩

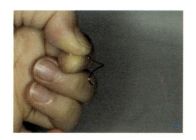

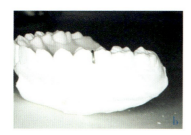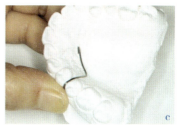

图 4-4 完成隙卡

a. 完成隙卡形态；b. 颊侧固位臂；c. 腭侧小连接体

3. 改良环卡

常用于支抗磨牙上,用直径 0.8 mm 硬不锈钢丝弯制。

弯制前,用雕刀将磨牙近远中邻间隙和龈缘区石膏修去 0.5 mm。取一段 0.8 mm 硬不锈钢丝,用长鼻钳将其中段弯成弧形,此弧形大小与基牙宽度基本一致,用日月钳将钢丝与基牙近中邻间隙弯贴合(图 4-5),调整钢丝弧形使其与基牙远中邻间隙贴合(图 4-6),再沿𬌗外展隙经𬌗面进入舌侧形成连接体(图 4-7)。

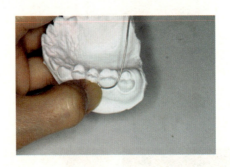

图 4-5 弧形近中与基牙近中邻间隙贴合

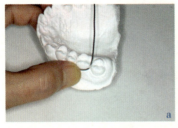
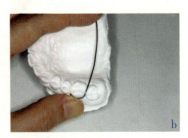

图 4-6 弯制弧形远中臂

a. 调整弧形与基牙远中邻间隙贴合;b. 沿𬌗外展隙经𬌗面进入舌侧

实验四　活动矫治器固位体的制作

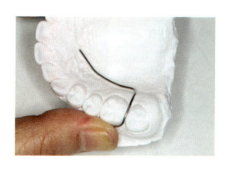

图4-7　腭侧连接体

4. 改良箭头卡环

常用于磨牙或双尖牙上，弯制前用小刀修去磨牙或双尖牙近远中邻间隙龈乳突区石膏0.5 mm。

取直径0.7 mm或0.8 mm硬不锈钢丝一段，在钢丝中份，以基牙颊面近远中宽度形成桥体，将钢丝两端弯向同侧方向并与桥体呈略小于90°（图4-8），再弯制两端箭头，并用长鼻钳将箭头转向牙冠近中面邻间隙方向，使其与牙长轴成45°角，并紧贴于颊面近远中轴角区（图4-9），桥体一般应位于牙冠中份，与牙咬合平面平行并离开牙面（桥体上可焊接拉钩、颊面管等附件），将两端钢丝经基牙殆外展隙转向舌侧形成连接体（图4-10）。

· 29 ·

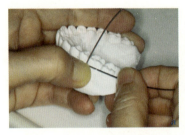
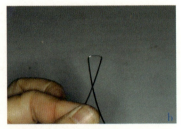

图4-8 弯制桥体

a. 弯与桥体成约90°角的弯曲；b. 两端弯向同侧方向并与桥体成略小于90°角

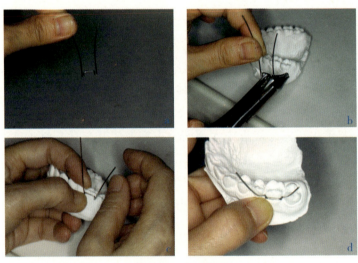

图4-9 弯制箭头

a. 两端弯制箭头；b. 将箭头转向牙冠近中面邻间隙方向

c、d. 箭头与牙长轴成45°角，并紧贴于颊面近远中轴角区

实验四 活动矫治器固位体的制作

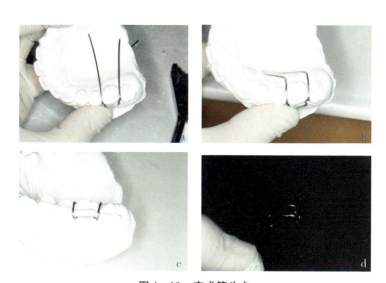

图 4-10 完成箭头卡

a. 双侧臂沿殆外展隙经殆面进入舌侧；b. 腭侧连接体；
c. 颊侧固位臂；d. 完成箭头卡的形态

（编写：于潇楠　审校：曹阳　蔡斌）

实验五　活动矫治器各类弹簧及双曲唇弓的弯制

一、目的

掌握双曲舌簧、分裂簧及双曲唇弓的弯制。

二、内容

(1) 观看活动矫治器各类弹簧及双曲唇弓。
(2) 示教：双曲舌簧、分裂簧、双曲唇弓的弯制。
(3) 练习：弯制双曲舌簧、分裂簧、双曲唇弓。

三、实验器材

实验器材同实验四。

四、方法与步骤

1. 双曲舌簧
(1) 作用及特点：适用于矫治舌向或腭向错位的牙齿。

实验五 活动矫治器各类弹簧及双曲唇弓的弯制

(2) 制作步骤和要点:

1) 取 0.5 mm 硬不锈钢丝或 0.016″ 澳丝一段。

2) 用细丝钳日喙弯成第一个曲,曲的开口朝向近中,使之与错位牙舌侧颈缘弧度一致,宽度与牙冠宽度相等或稍短,然后连续弯制两个或三个曲,曲的转折要圆钝,不能形成角度(以防加力时容易折断),用长鼻钳夹住此双曲(或三曲)的平面,把钢丝向下弯曲形成与此平面约成 90°的连接体。调节平面使之与牙长轴基本垂直以利于减小牙移动的倾斜度,并位于牙舌侧颈部(图 5-1)。

3) 为增加舌簧的弹性和可调范围,双曲(三曲)处可弯成圈曲(图 5-2)。

4) 临床上,舌簧加力后,可能出现不但未能抵住舌隆突处,反而沿舌面滑动弹出牙外的情况,或是下前牙咬合于舌簧处,应力集中造成曲容易断裂。为防止舌簧的不稳定,可以用自凝塑料覆盖舌簧曲部,形成盒状凹,盒状凹形成簧的引导面,用以保证作用效果和安全性(图 5-3)。

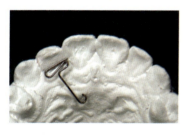

图 5-1 双曲舌簧

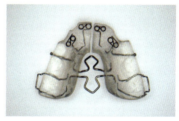

图 5-2 带圈双曲舌簧

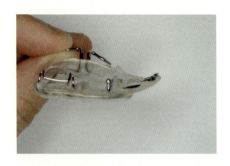

图5-3 用引导板覆盖舌簧曲部,以保证效果和安全性

2. 分裂簧

(1) 作用及特点:主要用于扩大牙弓宽度,也可推磨牙向远中,增加牙弓长度。

(2) 制作步骤和要点:

1) 上颌用0.9 mm硬不锈钢丝,下颌用0.8 mm硬不锈钢丝弯制。

2) 分裂簧大小根据所安放位置和作用而不同,先用梯形钳形成菱形的尖端,菱形的角要圆钝,不能形成一个尖角(以防加力时在尖角处折断),根据所需大小,在钢丝两端对称处用记号笔做标记,向内弯曲,形成菱形,再于钢丝交叉处向外弯曲,钢丝末端再向外弯形成连接体,连接体与腭部弧形一致,伸入两侧基托内约2/3处(图5-4)。

3) 分裂簧暴露于基托外,未加力时离开基托3~4 mm,其他部分应离开黏膜1~2 mm,以免加力时压迫黏膜(图5-5)。

4) 对称开展牙弓时,扩弓簧置于腭中缝处。分裂簧开口位置,根据情况可有多种选择(图5-6)。

5) 基托在制作完成后再剖开基板(图5-6)。

实验五 活动矫治器各类弹簧及双曲唇弓的弯制

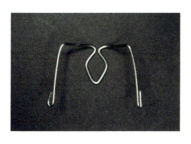
图 5-4 分裂簧的弯制

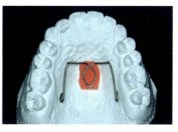
图 5-5 分裂簧应离开腭黏膜以免压迫

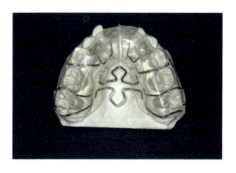
图 5-6 分裂簧开口位置根据情况选择

3．双曲唇弓

（1）作用及特点：用以辅助固位，内收切牙和矫治后的保持。

（2）制作步骤和要点：

1）用直径 0.8 mm 硬不锈钢丝弯制。

2）取一段不锈钢丝，沿前牙牙冠 1/2 处弯成与切牙唇面接触的弧形至两侧尖牙中 1/3 处，向龈方变成两个"U"形曲，并离开牙龈组织面 0.5 mm，"U"形曲的宽度为尖牙近远

· 35 ·

中宽度的 1/2，双曲应平行，然后经尖牙第一双尖牙的颊外展隙、殆外展隙到腭侧形成连接体（图 5-7）。

3）双曲唇弓一般配以箭头卡环、单臂卡环或邻间钩固位（图 5-8）。

4）值得注意的是，作为矫治器使用时，唇弓水平部分的弧形弯曲只能与唇向错位前牙的突出点接触，而不与前牙的各唇面接触。

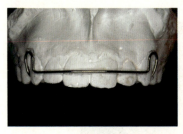 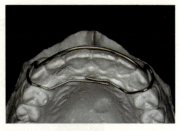

图 5-7 双曲唇弓，唇弓水平部与切牙唇面接触的弧形至两侧尖牙中 1/3 处

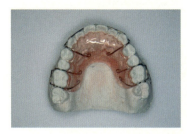 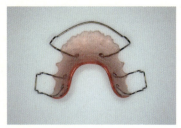

图 5-8 制作完成的双曲唇弓

（编写：王羽　审校：曹阳　蔡斌）

实验六　自凝塑胶糊塑完成活动矫治器

一、目的

掌握活动矫治器基托部分的制作。

二、内容

（1）示教：自凝塑胶糊塑基托的制作方法。
（2）练习：在模型上制作自凝塑胶糊塑基托。

三、实验器材

海藻酸钠分离剂、毛笔、自凝塑胶牙托粉、牙托水、调拌刀、玻璃纸、雕刻刀、大蜡刀、蜡刀架、酒精灯、火柴、红蜡片。

四、方法与步骤

自凝塑胶（丙烯酸树脂）包括两个组分：牙托水（甲基丙烯酸甲酯单体）和牙托粉（聚甲基丙烯酸甲酯），当两个组分混合时，会产生聚合反应而固化。预混法和层铺法是两种常用的自凝塑料涂塑方法。

（一）预混法

（1）用毛笔蘸海藻酸钠分离剂涂于石膏模型组织面，用牙科蜡将弯制好的唇弓、卡环及各类弹簧固定在模型上，各类弹簧的作用力部分用蜡包埋，以免糊塑时自凝胶充塞进曲部，影响加力（图6-1）。

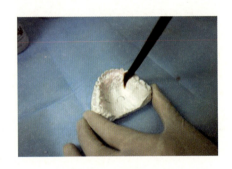

图6-1　涂布分离剂

（2）将适量自凝牙托粉倒入调拌杯中，再沿小杯壁逐渐滴入适量自凝牙托水，水粉比约为1∶2（一般20 mL牙托粉混合10 mL牙托水可制作一个上颌保持器基托）。用调拌刀轻柔搅拌均匀待用，避免带入过多空气，可轻震调拌杯以排出混合物中的气泡。冬天室内气温低时，可将调拌杯置于手心适当加温以加快凝聚时间（图6-2、图6-3）。

实验六　自凝塑胶糊塑完成活动矫治器

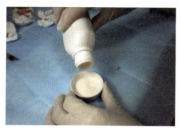

图6-2　倒入牙托粉

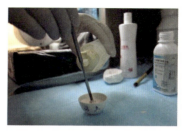

图6-3　加入牙托水

(3) 自凝胶聚合到丝状期（冬天可到丝状晚期）：用调拌刀取适量先将各连接体包埋，注意让自凝树脂流至钢丝下方，避免在钢丝下方产生空洞，再糊塑组织面其余部分（图6-4）。

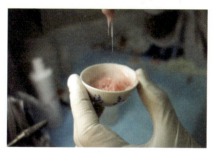

图6-4　丝状期

(4) 用大蜡刀或食指蘸牙托水将树脂塑形，形成2～3mm厚的基托，并注意将钢丝连接体部分包埋于基托内（图6-5）。使用雕刻刀蘸牙托水，依设计的矫治器基托边缘，切除多余树脂（图6-6）。最后，用食指蘸牙托水或用玻璃纸蘸冷水将基托表面抹光滑（图6-7）。

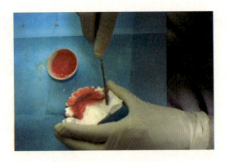

图6-5 基托塑形

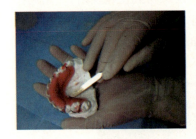

图6-6 切除多余树脂

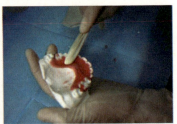

图6-7 光滑基托表面

(二)层铺法

(1)使用层铺法涂塑基托前,同样需要用蜡将弯制好的唇弓、卡环及各类弹簧固定在模型上,各类弹簧的作用力部分用蜡包埋。最好先用蜡片铺在模型上,以限定基托范围,便于操作(图6-

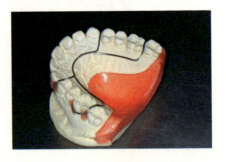

图6-8 铺蜡片

8)。将模型浸入水中约半分钟,取出后用气吹吹掉表面多余水分,均匀涂上分离剂。

(2)稍稍倾斜模型,将自凝牙托粉在组织面轻撒一层(图6-9),慢慢滴入牙托水单体,使之浸润牙托粉(图6-10)。牙托水用量只要使牙托粉表面湿润至光滑即可,过多牙托水会使混合物流动性增加,不利于塑形,也容易在聚合过程中产生气泡。

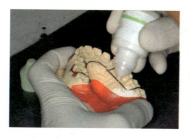 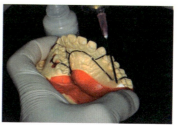

图6-9 撒牙托粉　　　　图6-10 滴入牙托水

(3)再重复以上铺撒牙托粉,滴入牙托水的步骤,使自凝树脂逐渐覆盖基托组织面并包埋所有连接体。分3~4层完成2.5~3 mm厚度的基托(图6-11、图6-12)。

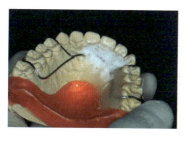 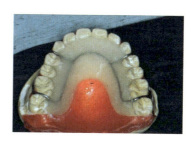

图6-11 基托塑形　　　　图6-12 基托塑形完成

以上两种方法完成自凝树脂的涂塑后，要将模型浸泡在温水中，迅速放入压力锅内加压加热15～20 min（压力 20～25 psi）。加热加压的过程可加速树脂的聚合固化，增加树脂的密度和强度，并避免在树脂聚合过程中产生气泡（图6-13）。

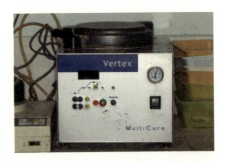

图6-13　压力锅

待树脂聚合完全硬固后，去除钢丝和基托周围的蜡，用雕刻刀或蜡刀从各个方向轻轻撬动基托边缘，小心地从模型上取下矫治器（图6-14）。

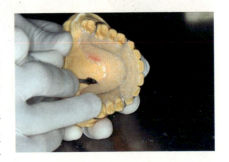

图6-14　取下矫治器

磨除基托边缘多余树脂，磨平磨光基托表面（图6-15、图6-16）。

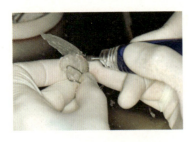

图6-15　磨除多余树脂

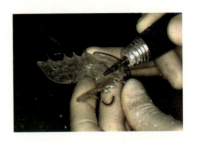

图6-16　磨光基托表面

实验六 自凝塑胶糊塑完成活动矫治器

最后对基托表面进行抛光,光滑的基托表面不易引起患者不适,也利于矫治器的清洁维持(图 6 - 17 至图 6 - 19)。

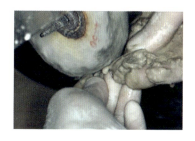
图 6 - 17　基托表面抛光

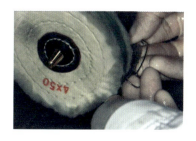
图 6 - 18　基托表面抛光

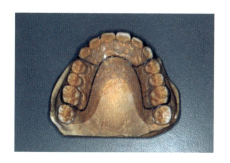
图 6 - 19　矫治器完成

(编写:刘婷婷　审校:曹阳　蔡斌)

实验七　固定矫治器各类弓丝的弯制

一、目的

熟悉固定矫治器弓丝的结构、作用和弯制方法。

二、内容

(1) 观看固定矫治器各类弓丝的标本。
(2) 示教：分牙簧、垂直曲、水平曲、T形曲、欧米伽曲、阻挡曲、关闭曲等的弯制。
(3) 练习：弯制垂直曲、水平曲、T形曲、欧米伽曲、阻挡曲、关闭曲。

三、实验器材

细丝钳、切断钳、0.016″澳丝或不锈钢圆（方）丝、记号笔。

实验七　固定矫治器各类弓丝的弯制

四、方法与步骤

1. **垂直曲**（vertical loop）

曲高 6～7 mm，宽 1.5 mm，有垂直开大曲（图 7-1、图 7-2）和垂直闭合曲两种。垂直曲还可带小圈，弹性更好，矫治力温和持久（图 7-3 至图 7-5）。垂直开大曲可以打开间隙。2 个垂直开大曲连用可使牙做唇舌向或升高压低等移动。垂直闭合曲可用于关闭间隙及旋转移动（图 7-6 至图 7-9）。

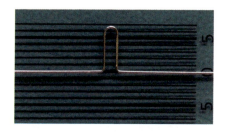
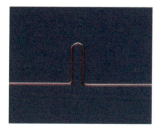
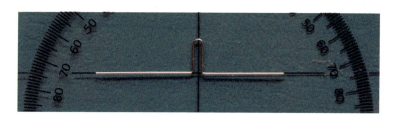

图 7-1　垂直开大曲

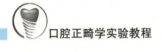

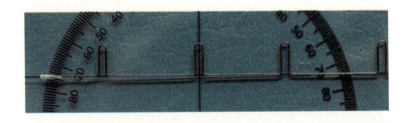

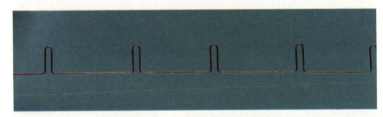

图7-2 多个连续垂直开大曲

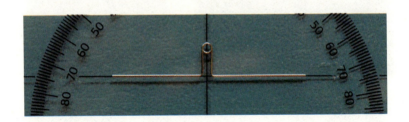

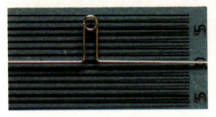 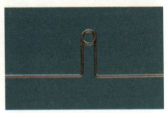

图7-3 带圈垂直开大曲

实验七 固定矫治器各类弓丝的弯制

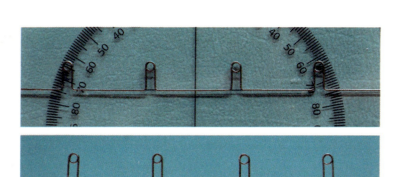

图 7-4 多个带圈垂直开大曲

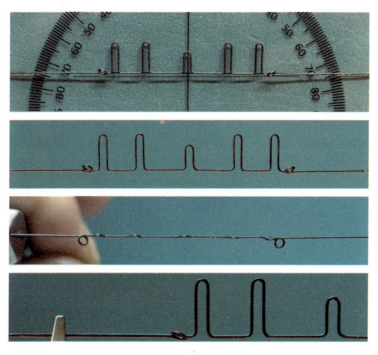

图 7-5 带阻挡小圈的 5 个垂直开大曲

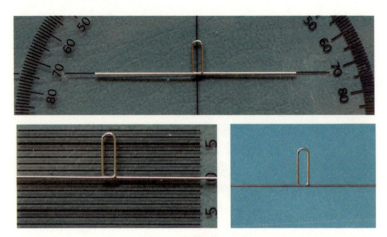

图 7-6 垂直闭合曲

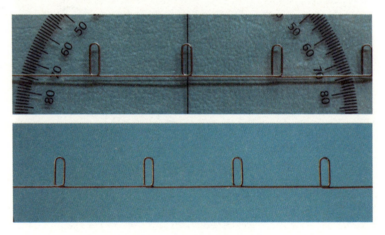

图 7-7 多个垂直闭合曲

实验七　固定矫治器各类弓丝的弯制

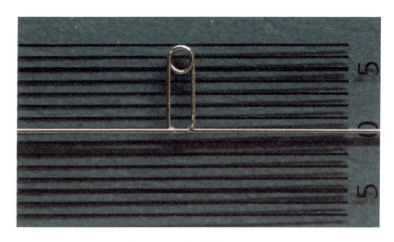

图 7-8　带圈垂直闭合曲

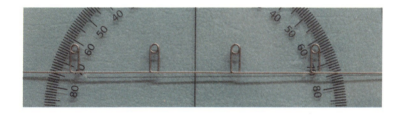

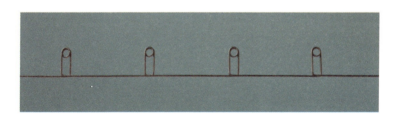

图 7-9　多个带圈垂直闭合曲

（1）垂直开大曲弯制示教（图 7-10）：

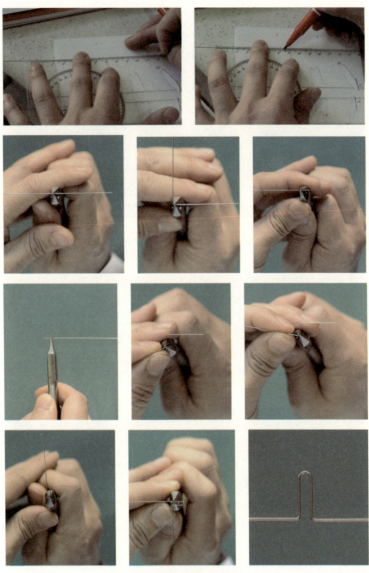

图 7-10 垂直开大曲弯制示教

实验七　固定矫治器各类弓丝的弯制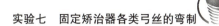

（2）垂直闭合曲弯制示教（图 7-11）：

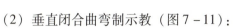

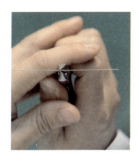 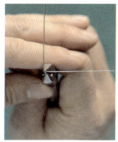 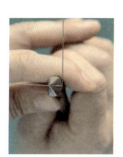

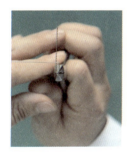 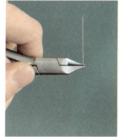 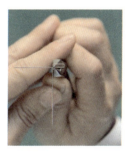

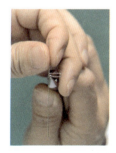 

图 7-11　垂直闭合曲弯制示教

2. 水平曲（horizontal loop）

曲高 5～6 mm，宽 1.7 mm，也可带圈，可使牙伸出或压入移动（图 7 – 12 至图 7 – 16）。

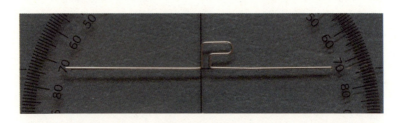

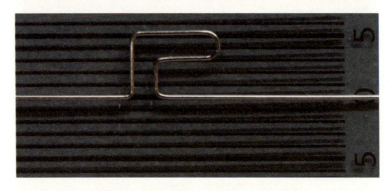

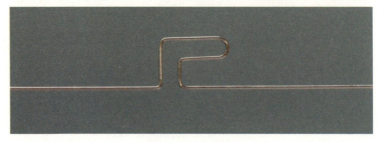

图 7 – 12 水平曲

实验七 固定矫治器各类弓丝的弯制

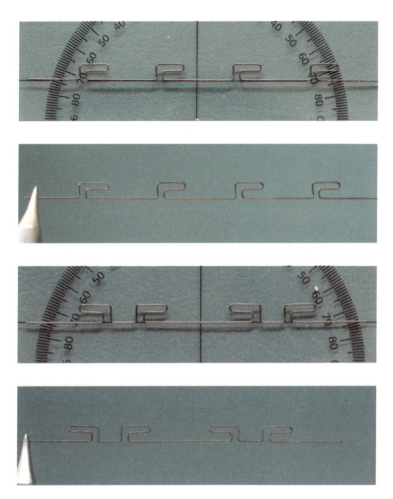

图 7-13 多个水平曲

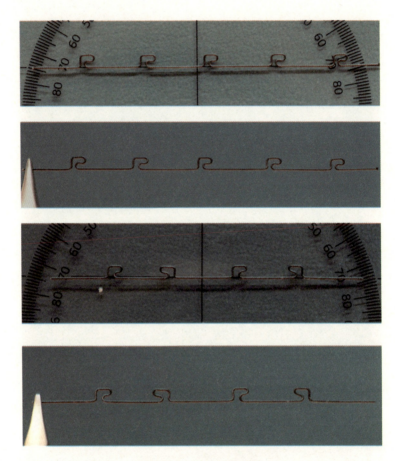

图 7-14 多个小水平曲

实验七 固定矫治器各类弓丝的弯制

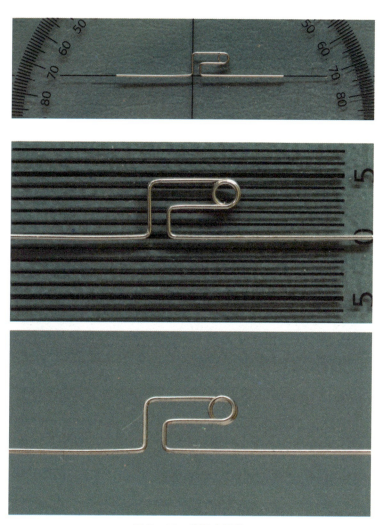

图7-15 带圈水平曲

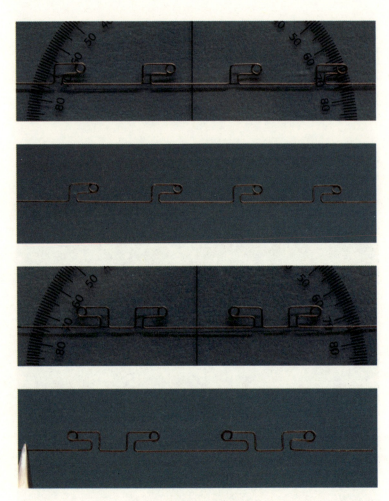

图 7-16 多个带圈水平曲

实验七 固定矫治器各类弓丝的弯制

水平曲弯制示教(图7-17):

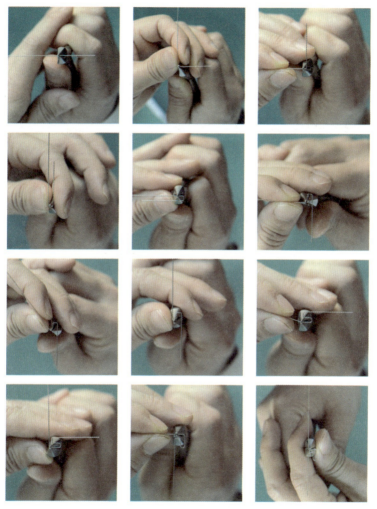

图7-17 水平曲弯制示教

3. T形曲（T loop）

如图7-18、图7-19所示，可使牙作伸出和压入移动，对改正殆曲线有明显作用。

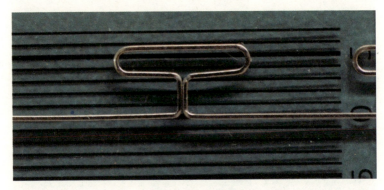

图7-18 T形曲

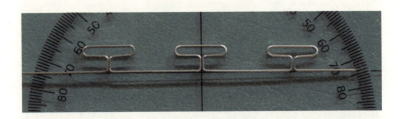

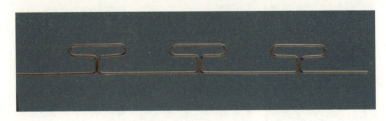

图7-19 多个T形曲

实验七 固定矫治器各类弓丝的弯制

T形曲弯制示教（图7-20）：

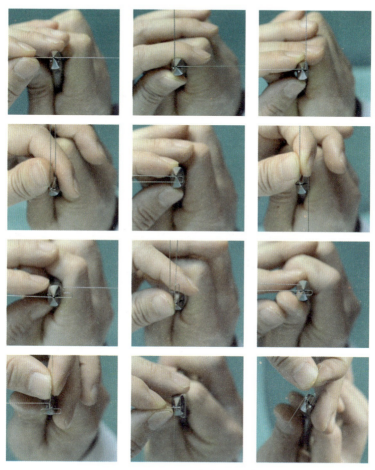

图7-20 T形曲弯制示教

4. 欧米伽曲（Ω loop）

常放在第一磨牙近中，可以增强支抗和唇倾前牙（图7-17）。

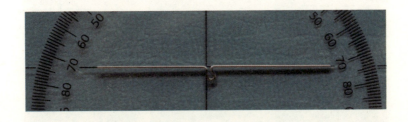

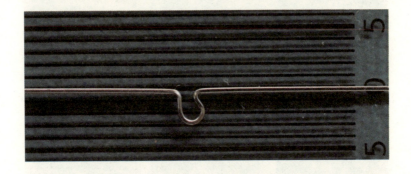

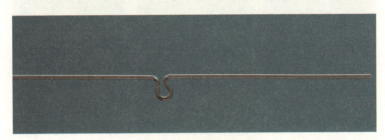

图7-21 欧米伽曲

实验七 固定矫治器各类弓丝的弯制

欧米伽曲弯制示教(图 7 - 22):

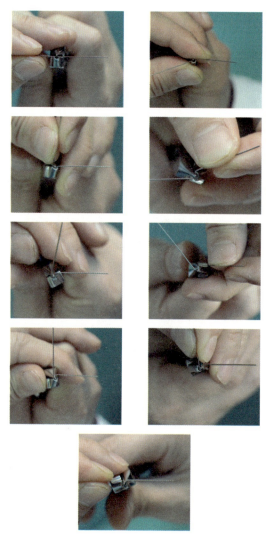

图 7 - 22 欧米伽曲弯制示教

5. 其他（控根辅弓、分牙簧等）（图7-23、图7-24）：

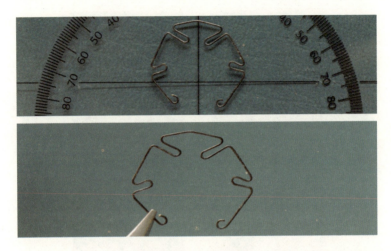

图7-23 控根辅弓

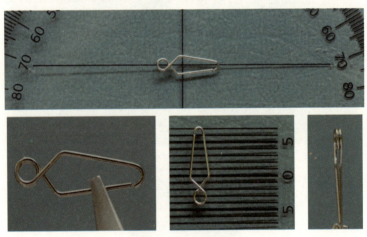

图7-24 分牙簧

6. 泪滴形关闭曲，可用来关闭拔牙间隙（图 7-25、图 7-26）。

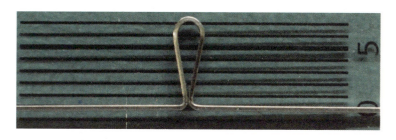

图 7-25　泪滴曲

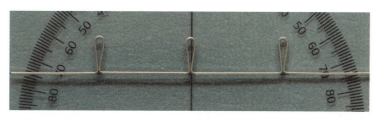

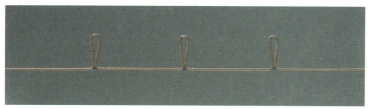

图 7-26　多个泪滴曲

泪滴曲弯制示教(图7-27):

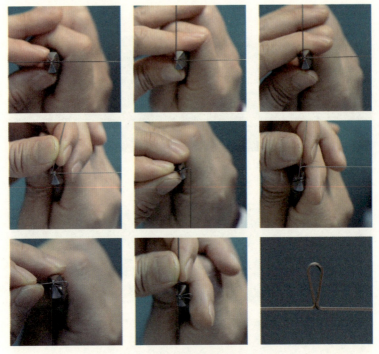

图7-27 泪滴曲弯制示教

7. 复合曲（图 7-28、图 7-29）

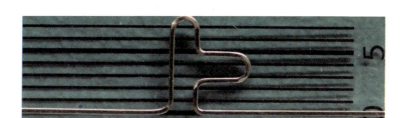

图 7-28　复合曲

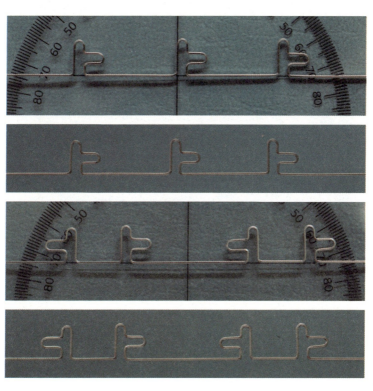

图 7-29　多个复合曲

8. 双钥匙曲（图 7-30）

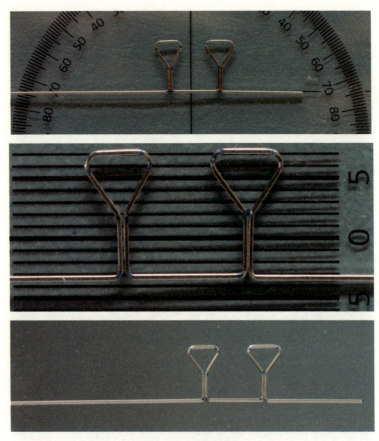

图 7-30 双钥匙曲

（编写：冯志才　审校：蔡斌　曹阳）

实验八 正畸托槽的粘接

一、目的

了解正畸托槽的粘接方法,包括口内直接粘接法和模型间接粘接法。

二、内容

(1)正畸托槽粘接方法简介。
(2)间接粘接法的实验室操作过程。
(3)托槽的定位与安放。

三、实验器材

藻酸盐印模膏、托盘、超硬石膏、铅笔、托槽定位器、分离剂、粘接剂、烘箱、喷砂机。

四、方法与步骤

（一）正畸托槽粘接方法简介

正确的托槽粘接是固定正畸矫治的重要环节。在矫治初期，托槽的槽沟尚未整平，随着一系列弓丝的更换，牙齿不断发生移动，最终使得槽沟内能够被动地置入全尺寸的方形弓丝（图8-1A、B）。

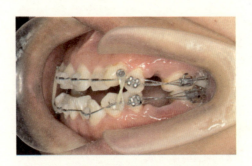

图8-1A　正畸矫治的初始阶段

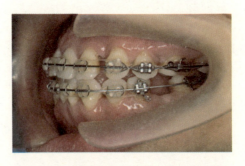

图8-1B　随着矫治的进行，槽沟逐渐整平

实验八　正畸托槽的粘接

目前，市面上有不同厂家生产的各种类型的正畸托槽。其中，标准方丝弓托槽的槽沟未加入转矩和轴倾角度，因此正畸医生在使用该类型托槽时若希望获得与预调托槽（直丝弓托槽）相同的结果，就需要进行更多的弓丝弯制。

根据正畸医生矫治理念的不同，预调托槽有多种不同类型的槽沟设计。Roth、Andrews、Rickets、Alexander 以及其他托槽系统之间的差异主要体现在转矩和轴倾度的数据上。使用预调矫治器时，由于每颗牙齿对应的托槽各有不同，因此形成一套易于分辨的识别系统是必要的。在预调矫治器中，代表托槽类型和方向的参考点或标志通常设计在龈方翼上。

将托槽定位于牙列上的方法有两种：直接粘接法和间接粘接法。直接粘接法是由正畸医生直接将托槽逐个粘接到患者牙面上的方法。间接粘接法是在技工室预先完成托槽定位、将多个托槽作为一个单位进行安放和粘接的方法，它能够大大缩短临床椅旁操作时间。下文主要对间接粘接法的技工室操作进行相关介绍。

（二）正畸托槽的间接粘接法

Morton Cohen 医生和 Elliot Silverman 医生在 1972 年首次介绍了托槽的间接粘接法。这项新技术使用一种根据患者牙颌模型制作的装置完成托槽的粘接。该方法先在模型上将托槽定位于理想的位置，在此基础上用较软的橡胶材料制作个别托盘，最后通过此托盘将托槽转移至患者口内并粘接在合适的位置上。

起初，间接粘接法得到了广泛的接受和认可，但随后其使用率逐渐减少。许多医生在操作过程中发现较难控制托槽的安放、转移托盘的脱位、前后粘接位置的不一致等问题。随着材料与技术的发展，许多学者对间接粘接技术进行了发展和改进。如今这一方法已被广泛使用并具有较高的成功率。

与直接粘接法相比，使用间接粘接法进行托槽粘接，具备许多显而易见的优点：多个托槽作为一个整体单位同时安放，这缩短了医生的椅旁操作时间；在模型上进行操作，便于托槽的精确定位；在间接粘接技术中，首先使用粘接剂将托槽手工粘接在患者模型上，这给每个托槽提供了定制的底板，使之能够与对应牙的牙面形态相适应；在椅旁进行托槽的粘接时，只需要最少量的粘接剂即可完成粘接，这有利于增强粘接强度，同时最大限度地减少了多余粘接剂的残留。此外，技工师和临床医生可通过对模型的检查和测量以实现托槽的准确安放，亦可根据需要自由地调整托槽的定位。

细致的托槽定位与安放是获得理想咬合的关键，在这方面，间接粘接法具有简便直接、节省时间、定位精确的优势。该技术看似简单，但若想获得良好的效果，则必须对操作过程中的每个细节加以关注。

（三）托槽的定位和安放

（1）制取精确的藻酸盐印模并灌注工作模型。

（2）在放置焊有颊面管的磨牙带环之前，首先应确保磨牙近远中具有足够容纳带环厚度的间隙。使用分牙圈或分牙簧能够有效地分离邻面接触点，以利于磨牙带环的顺利就位。在此过程中，第二前磨牙会发生细微的移动，这将对转移托盘的精确性产生不利的影响，因此建议在印取模型之前放置分牙装置。

实验八 正畸托槽的粘接

(3) 检查模型是否有变形、不规则或缺陷。根据需要在石膏打磨机上去除模型基座上多余部分的材料,用技工刀对模型进行精细的修整,随后置于 150 °F 的烘箱中干燥 45 min。

(4) 待模型充分干燥后,用 2 号铅笔在每个牙的唇面画出冠长轴(图 8-2)。

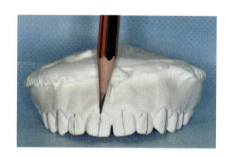

图 8-2 画出牙冠长轴

(5) 当选择好参考位置、开始粘接中切牙托槽时,使用 Boone Gauge 或其他精确的托槽定位器确定牙齿唇面的垂直向中心点。在使用手握式的定位器时,应使定位器与𬌗平面相平行,以获得最佳的定位标记点(图 8-3)。托槽高度定位表(表 8-1)可帮助确定托槽的垂直向粘接高度。在操作过程中,可参考托槽厂家推荐的定位数据和方法对托槽位置进行调整。

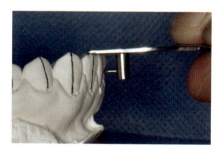

图 8-3 确定托槽粘接高度

表 8-1 上颌（X）及下颌（Y）托槽定位高度的参考数值

上颌牙（上中切牙切缘到临床冠中心点的距离以 X mm 表示）

牙位	测量值	参考值
上颌中切牙	X	4.5 mm
上颌侧切牙	X - 0.5 mm	4.0 mm
上颌尖牙	X + 0.5 mm	5.0 mm
上颌第一前磨牙	X - 1 mm	3.5 mm
上颌第二前磨牙	X - 1.5 mm	3.0 mm
上颌第一、二磨牙	临床牙冠中心点	临床牙冠中心点

下颌牙（下中切牙及侧切牙切缘到临床冠中心点的距离以 Y mm 表示）

牙位	测量值	参考值
下颌中切牙	Y	4.0 mm
下颌侧切牙	Y	4.0 mm
下颌尖牙	Y + 1 mm	5.0 mm
下颌第一前磨牙	Y	4.0 mm
下颌第二前磨牙	Y - 0.5 mm	3.5 mm
下颌第一、二磨牙	临床牙冠中心点	临床牙冠中心点

注：表中数据以中切牙作为托槽高度定位的参照，其余牙的测量值大于、小于或等于中切牙的托槽高度值。对于需要使用粘接式颊面管的病例，应将颊面管定位于磨牙的临床冠中心。

实验八 正畸托槽的粘接

(6) 正畸医生可根据治疗需要或个人习惯选择托槽类型并进行定位。许多学者和正畸医师推荐首先完成某个特定牙齿的托槽定位，再参照该托槽的位置逐步完成剩余托槽的定位。

(7) 在使用专用的模型粘接剂粘接托槽前，应在模型表面涂布一层液体分离剂并干燥 10 min（图 8-4）。注意分离剂不能与暂时性水溶性粘接剂一同使用。

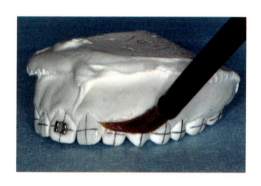

图 8-4 涂布分离剂

(8) 间接粘接法使用化学固化或光固化材料粘接托槽底板和模型。将托槽定位于牙面上已经画好的参考线上，调整其位置使托槽上缘、下缘与牙冠长轴参考线垂直，槽沟的中心与水平参考线平齐（图 8-5）。

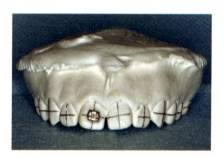

图 8-5 托槽的安放

(9) 由于方丝弓托槽的槽沟角度为0°,因此其槽沟与牙面的水平参考线相平齐。预调托槽因预置了转矩和轴倾度,故其槽沟可能与模型上描画的水平参考线不相平行,此时应根据牙冠长轴参考线确定托槽的定位,使托槽的中心位于冠长轴参考线上(图8-6)。

(10) 用探针去除托槽底板周围多余的粘接剂,用托槽定位器再次检查托槽的位置是否准确。使用同样的操作方法完成剩余托槽的定位。预成的磨牙颊面管也可使用这种方法在工作模型上定位,再通过个别托盘转移至患者口内进行粘接。

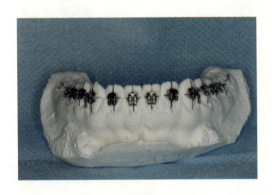

图8-6 托槽定位完成

(编写:陈奕嘉 审校:蔡斌 曹阳)